Dʳ Henri BLANC

MÉDECIN STAGIAIRE AU VAL-DE-GRACE

Travail de la Clinique des Maladies cutanées et syphilitiques

de l'Antiquaille

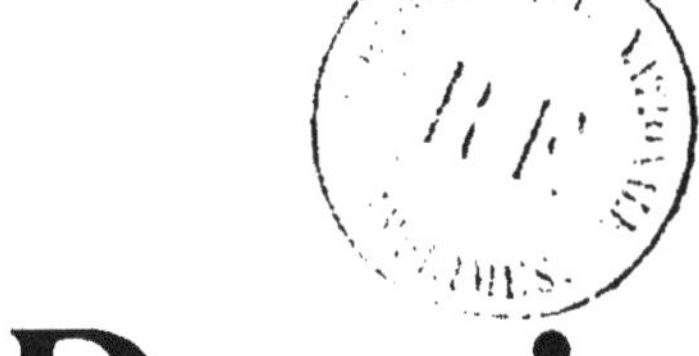

Psoriasis

Vaccinal

———

PSORIASIS VACCINAL

PSORIASIS VACCINAL

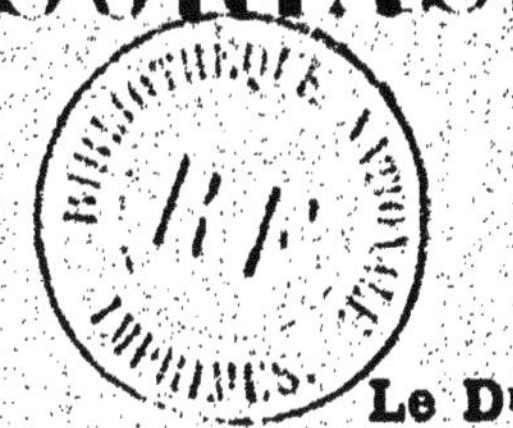

PAR

Le Dr Henri BLANC

MÉDECIN STAGIAIRE AU VAL-DE-GRACE

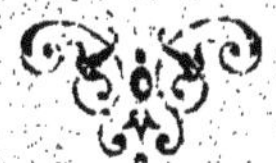

LYON

IMPRIMERIES RÉUNIES

8, RUE RACHAIS, 8

1907

A MES PARENTS

A MES AMIS

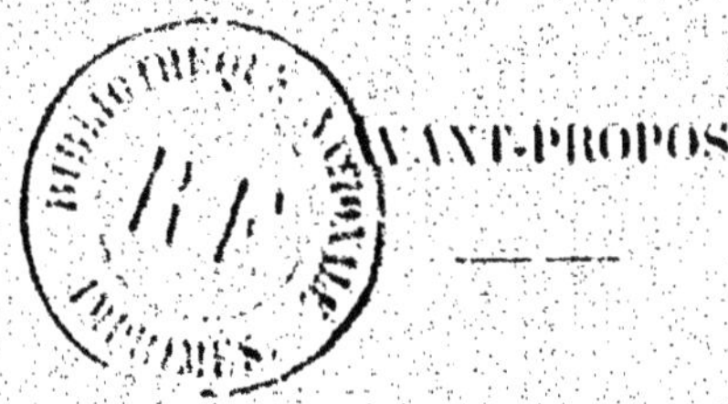

AVANT-PROPOS

C'est une obligation bien agréable pour nous, au début de cet essai, de remercier tous ceux qui nous ont témoigné quelque intérêt, au cours de nos études médicales. Ces remerciements sont d'autant plus vifs et sincères qu'ils sont le seul moyen en notre pouvoir d'acquitter les nombreuses dettes de reconnaissance contractées envers tous ceux qui se sont dépensés pour notre instruction, qui nous ont aidé de leurs conseils et nous ont honoré de leur amitié ou de leur sollicitude.

Nos premiers remerciements vont à M. le professeur NICOLAS. Il nous a donné l'idée de ce travail, et a bien voulu s'intéresser à nos efforts et les seconder; enfin, il consent à présider notre jury de thèse et c'est un honneur auquel nous sommes très sensible.

Que Messieurs les Docteurs FAVRE et CAME reçoivent aussi l'expression de notre profonde gratitude pour le bienveillant accueil qu'ils nous ont toujours fait, et pour les précieuses indications qu'ils nous ont données.

Nous tenons à remercier aussi nos maîtres de Grenoble, qui ont bienveillamment guidé nos premiers pas dans la science médicale qu'ils nous ont appris à aimer. Et nous n'oublions pas, enfin, tous ceux de nos maîtres militaires qui nous ont témoigné de l'intérêt.

CHAPITRE PREMIER

Introduction et historique.

Par une coïncidence bizarre, il est venu, à quelques mois d'intervalle, à la consultation gratuite de M. le professeur Nicolas, à l'hôpital Saint-Pothin, trois malades atteints pour la première fois de psoriasis, à la suite de la vaccination. Comme les cas de psoriasis vaccinal sont très rares, et que, néanmoins, les partisans des diverses théories pathogéniques du psoriasis, cherchent souvent dans ces faits un argument à l'appui de leur thèse respective en les interprétant à leur façon, il nous a paru intéressant, à l'occasion des deux cas bien observés et de quelques autres récemment publiés, de faire un travail d'ensemble sur la question.

Par psoriasis vaccinal proprement dit, ou primitif, on entend un psoriasis qui se développe quelques jours après la vaccination, avec premières manifestations aux points de l'inoculation et généralisation consécutive, chez un sujet jusqu'alors indemne de cette dermatose.

Lorsque le sujet avait eu déjà une ou plusieurs atteintes de psoriasis, et que la vaccination a causé simplement une réapparition de la dermatose, on a affaire à

— 6 —

un psoriasis vaccinal secondaire. Les cas de ce second groupe sont moins rares et plus connus.

Nous nous occuperons surtout de retracer l'historique de la question du psoriasis vaccinal primitif et de rapporter un résumé des observations publiées, mais lorsque nous en entreprendrons l'interprétation, nous serons amené à rapprocher les cas de psoriasis vaccinal primitif, des cas de psoriasis vaccinal secondaire, différents en apparence, mais en réalité très voisins.

Il existe déjà une thèse sur le psoriasis vaccinal, du docteur Vignal; elle a été présentée à la Faculté de Lyon le 7 janvier 1897. L'auteur a rassemblé les huit observations publiées jusqu'alors et a ajouté une observation personnelle fournie par un militaire en traitement à l'hôpital Desgenettes.

Après avoir exposé les diverses théories relatives à la nature du psoriasis et les arguments que chacune fait valoir, Vignal a recherché si les cas de psoriasis vaccinal sont en faveur de la théorie parasitaire, et s'ils sont des exemples de psoriasis inoculé; la transmission d'un germe spécifique quelconque, soit par les instruments, soit par le vaccin lui paraissant impossible, il a conclu que « le psoriasis vaccinal ne saurait être considéré comme un argument en faveur de la théorie parasitaire du psoriasis ».

Parmi les huit observations recueillies par Vignal dans sa thèse, deux ont été publiées en France, une en Allemagne et toutes les autres sont américaines.

La première observation publiée de psoriasis vaccinal serait celle de l'Allemand Klamann, en 1879.

Son observation présente même un intérêt tout spécial, car le malade dont il est quesion avait été vacciné avec du vaccin recueilli sur le bras d'un enfant, et non avec du vaccin de génisse, comme dans les autres cas connus.

Cependant, avant l'observation allemande, un médecin anglais, Georges Gaskoin, avait déjà remarqué deux cas de psoriasis développé après la vaccination; mais il ne donne pas l'observation de ses malades, et en parle brièvement dans un article sur « les relations du psoriasis avec des troubles nerveux » dans le *The British Medical Journal*, 1873.

Les observations américaines datent toutes des années 1882 et 1883, où, pour enrayer les ravages causés dans les Etats-Unis par des épidémies de variole, on fit un nombre très considérable de vaccinations. Six cas de psoriasis vaccinal furent alors publiés par des dermatologistes ou médecins américains : Piffard, G. Rohé, Wood et Hyde. Depuis 1883 jusqu'en 1897, Vignal n'a pas retrouvé dans la littérature médicale américaine de nouvelles observations sur ce sujet.

Les deux cas publiés en France, ont été observés à Lyon, l'un par le docteur Chambard, qui le publia dans les *Annales de Dermatologie* en 1885, et l'autre, par M. le major Rioblanc, qui présenta son malade à la Société des sciences médicales de Lyon, et qui publia également son observation dans les *Annales de Dermatologie*, en 1895.

D'autre part, jusqu'en 1897, les divers traités de dermatologie, ou les articles de dictionnaires médicaux font rarement mention de ces cas de psoriasis vaccinal; et divers auteurs, notamment Dauchez, en 1883, et

Mlle Waïssmann, en 1892, dans leurs travaux sur les dermatoses provoquées ou rappelées par la vaccination, ne citent même pas le psoriasis parmi celles-ci.

Depuis 1897, nous avons recueilli neuf observations de psoriasis vaccinal : une de Truffi, publiée dans la *Gazette Médicale de Turin*, en 1899, trois, de médecins anglais, dans le *The British Journal of Dermatology*, en août 1902, une de Hallopeau et Gaston, dans le *Bulletin de la Société de Dermatologie*, en avril 1907, une autre que nous devons à l'obligeance de M. le Docteur Carle, et enfin trois observations personnelles.

En somme, le nombre des cas de psoriasis vaccinal est très restreint et c'est par une simple coïncidence que nous avons observé trois de ces cas en l'intervalle de quelques mois seulement; peut-être, cependant, qu'une interrogation plus précise sur le début de l'affection permettrait de retrouver plus souvent la vaccination comme cause déterminante du psoriasis.

Du reste, peu importe la fréquence; si nous étudions ces faits, ce n'est pas à cause de leur bizarrerie apparente, ni pour en faire le tableau clinique afin de guider le diagnostic d'un médecin non prévenu; ce n'est certes pas non plus pour augmenter la liste déjà longue des dermatoses apparaissant à la suite de la vaccination, ou pour fournir un argument de plus contre la vaccination obligatoire. Non, ce qui constitue la valeur et l'intérêt de ces faits de psoriasis vaccinal, c'est qu'ils nous font suivre très exactement les diverses étapes de la maladie, et surtout, qu'ils nous permettent de rétrécir considérablement le champ des recherches de sa véritable étiologie; les conditions étant si précises, si semblables à elles-mêmes, et presque si mathématiques, que ces observations paraissent avoir la valeur d'une expérience de laboratoire.

L'inoculation vaccinale permet-elle l'introduction dans l'organisme, ou simplement dans la peau, d'un germe spécifique, soit par le vaccin lui-même, soit par la plaie vaccinale ? ou bien n'agit-elle que par le traumatisme chez un sujet prédisposé par une anomalie originelle anatomique ou dyscrasique frappant soit l'ectoderme cutané, soit les centres nerveux ? Le problème, en apparence simple, est en réalité très complexe; et, de fait, les partisans de chacune des théories parasitaire, dyscrasique et nerveuse, se sont réclamés du psoriasis vaccinal, comme argument de valeur, à l'appui de leurs propres idées.

Après avoir résumé les observations que nous possédons, nous étudierons rapidement les diverses interprétations que les dermatologistes ont données de ces faits, et nous tenterons, à notre tour, de faire la critique des faits eux-mêmes et des interprétations qu'ils ont suscitées.

Nous essaierons de déterminer, en concluant, quelle est la valeur précise des cas de psoriasis vaccinal, et quelles indications ils nous fournissent pour éclairer la pathogénie, encore bien obscure du psoriasis.

OBSERVATIONS

OBSERVATION I

The British medical Journal, 1873. — Dr George Gaskoin. « Clinical
remarks on the relations of psoriasit with nerve-disordes ».

Parmi les curieuses observations que j'ai faites sur la suite de
la vaccination, pendant l'année passée, j'ai remarqué une ou deux
fois qu'elle était le point de départ d'un psoriasis, soit que la vaccine agisse avec un certain pouvoir destructif, laissant des effets
persistants, comme certaines fièvres, soit qu'elle agisse en temps
que choc ou traumatisme.

OBSERVATION II

Klamann, Jahrbuch f. Kinderheilkunde, 1879, p. 371 (in thèse de
Vignal).

Henriette S..., âgée de 12 ans, fut vaccinée en mai 1878,
avec du vaccin recueilli sur le bras d'une autre enfant, Marie E...,
du même âge. Les pustules évoluèrent normalement. L'état général de l'enfant ne fut point troublé; mais, à la période de des-
siccation des pustules vaccinales, elle présenta, sur l'arcade sour-
cilière gauche, des squames furfuracées. Peu à peu de pareilles
plaques apparurent sur la tête, puis se généralisèrent à tout le
corps. Quand nous vîmes la malade, la peau était comme parsemée

de plaques de la dimension d'un pfennig ; ces squames étaient
surtout abondantes sur la face et le cuir chevelu. Au niveau des
points d'inoculation du vaccin étaient des plaques de psoriasis
qui ne se distinguaient des précédentes que par une couleur plus
rouge. L'état général s'altéra avec le développement de l'éruption. — Les ganglions lympatiques s'engorgèrent, l'appétit
diminua et la malade prit un teint pâle. Traitement : bains salés,
sirop d'iodure de fer, frictions d'huile de foie de morue. Il se fit
une amélioration progressive.

Dans la famille de l'enfant malade, aucune affection syphilitique, aucune maladie de peau ne fut observée. Avec la même
lymphe, plusieurs autres enfants furent vaccinés; or, chez eux,
les pustules vaccinales évoluèrent normalement, sans la moindre
complication, et aucune trace d'éruption psoriasique ou autre ne
se manifesta. Probablement, ce cas de psoriasis vaccinal est dû
au défaut de soins et à la malpropreté à l'entour de la pustule,
qui avait été grattée. On remarque assez souvent l'existence
d'une couche épaisse de graisse sur les pustules grattées, ce qui
est une source de toutes les infections possibles, mais la respon-
sabilité du médecin vaccinateur ne peut être incriminée.

OBSERVATION III

Dr Georges Roué. *Journal of cutaneous and venereal diseases*, octobre
1882 (*in* thèse Vignal).

J.-W., C..., âgé de 28 ans, docteur en médecine; pas d'antécédents, sauf une légère lymphangite et une pneumonie catarrhale.
Il est surmené par le travail et la clientèle; pas de maladie cutanée, ni chez lui, ni dans sa famille. Vacciné en janvier 1882 avec
du vaccin de génisse; éruption vaccinale non caractéristique.
Huit à neuf jours après la vaccination, le point piqué devint le
siège de vives démangeaisons, de rougeurs, et se couvrit de squames blanches qui, détachées, se reproduisent rapidement. Quelques jours après, apparurent sur les bras et sur les cuisses de

nomb euses papules rouges, couvertes de squames et prurigineuses. L'éruption s'étendit rapidement et les taches s'élargirent,
plutôt par extension excentrique de l'éruption primitive que par
la réunion de papules nouvelles. La base des élevures était rouge
et infiltrée, les écailles blanches, très abondantes. Le 10 février,
l'éruption couvre tout le corps et consiste en lésions psoriasiques
caractéristiques, avec prédominance aux lieux d'élection, coudes
et genoux. La paume des mains et la plante des pieds sont exemp-
tes d'éruption. Sur la face, on ne remarque point de squames,
mais seulement des papules rouges et des élevures.

Les démangeaisons sont très intenses et causent l'insomnie.
Perte d'appétit, fièvre légère et lassitude.

Après traitement, l'éruption s'améliore, puis disparaît au bout
de trois semaines. Des taches brunes, pigmentées, persistent pendant trois mois.

OBSERVATION IV

Dr ROBÉ, *Journal of cutaneous and venereal diseases*, octobre 1882,
(in thèse Vignal).

M... W..., jeune garçon de 9 ans, d'origine irlandaise, examiné
le 17 avril 1882. Bon état général; aucune maladie de peau dans
ses antécédents personnels et héréditaires. Vaccination suivie de
succès, il y a un mois, avec du vaccin de génisse. Quand les
croûtes des pustules vaccinales furent tombées, des plaques rouges persistèrent, qui devinrent bientôt écailleuses et s'agrandi-
rent; puis des éléments squameux, caractéristiques de psoriasis,
se manifestèrent sur tout le corps.

Nous notons une éruption psoriasique, disséminée sur tout le
corps, mais surtout marquée à la région lombaire, larges plaques
aux coudes, une plaque à la joue gauche. Peu de démangeaisons,
bon état général.

Traitement par la liqueur de Fowler. Après deux mois, disparition de l'éruption. Retour de l'affection en juillet.

Observation V

Dr Piffard, *Journal of cut. and ven. dis.*, 1883 (in thèse Vignal).

M... H..., jeune fille de 19 ans, examinée en novembre 1882.
Elle raconte qu'en décembre 1881 elle avait été vaccinée avec du
vaccin de génisse ; comme l'éruption vaccinale n'apparaissait
point, elle est revaccinée huit jours après, également avec du
vaccin de génisse. Nouvel insuccès, mais elle voit se développer,
à l'endroit des piqûres, une plaque rouge squameuse, un peu
surélevée, semblable, dit-elle, aux taches qui apparurent ensuite
sur le reste du corps. Quelques semaines plus tard, en effet,
apparurent sur les différentes parties du corps, de petites papules
qui débutèrent par la face dorsale des mains. L'éruption persista
tout l'hiver et diminua l'été.

Actuellement, on observe une magnifique éruption de psoriasis,
disséminée sur les bras, les jambes, les hanches.

La malade avait été vaccinée dans son enfance et revaccinée
sans accident. Elle avait eu autrefois la chorée. Bon état général. A signaler une certaine irrégularité dans les règles, qui
apparaissent toutes les trois semaines et sont douloureuses.

Elle se nourrit surtout de viande, mais en petite quantité.
Traitement : régime végétarien, arsenic à l'intérieur.

Observations VI et VII

Deux cas de psoriasis après vaccination. Dr Thomas Wood,
Journal of cut., mars 1886 (*in* thèse Vignal).

Deux sœurs, âgées l'une de 8, l'autre de 11 ans, n'ont jamais
eu la moindre trace de psoriasis, mais elles ont un frère atteint
de cette affection.

Au printemps 1882, elles se font, comme leur frère, vacciner
à l'aide de vaccin de génisse ; après la disparition des pustules
vaccinales, elles sont atteintes d'une éruption de psoriasis, qui
persiste chez elles depuis près d'un an.

Observation VIII

Dans la discussion qui s'engage après la communication du
Dr Georges Kohé, à la Société de dermatologie de New-York,
le docteur Hyde cite le fait d'une jeune fille jusque-là indemne
de toute affection cutanée, et qui, à la suite d'une vaccination, a
vu évoluer une éruption de psoriasis caractéristique. C'est le seul
cas de ce genre sur plus de cinq cents sujets vaccinés par le
même médecin.

Observation IX

Dr Chambard, *Annales de Dermatologie*, 1883 (in thèse Vignal).

B.... Jules, assez bel enfant de 5 ans 1/2, a été vacciné une
première fois à 16 mois et porte, à chaque bras, trois cicatrices caractéristiques. Ses parents ont toujours joui d'une bonne
santé, et lui-même n'a jamais eu, dit sa mère, « le moindre
bouton ».

A la fin de mars 1884, une épidémie de variole, assez légère
d'ailleurs, sévissant à Lyon, l'enfant est revacciné, par mesure
générale, avec tous les élèves des écoles maternelles.

On lui fait au bras gauche trois scarifications superficielles au
sein desquelles on dépose une parcelle de notre électuaire vaccinal, dont l'activité et la sûreté sont aujourd'hui comparables à
celles du meilleur vaccin humain.

Le troisième jour de l'inoculation, Jules est pris de phénomènes généraux : courbature, fièvre, soif, anorexie, etc., assez
intenses pour que ses parents croient, un moment, à l'invasion
de la variole. En même temps surviennent au bras gauche et
exactement sur les points scarifiés, trois boutons rouges telle-
ment prurigineux qu'il est impossible d'empêcher l'enfant de les
gratter et de les « mettre en sang ». — Le même jour (?), des
boutons semblables se montrent sur le bras droit et, pendant les

quatre ou cinq jours suivants, l'éruption envahit successivement les membres inférieurs, le tronc, puis enfin le bras gauche par lequel elle avait débuté.

Les éléments éruptifs se sont d'abord montrés sous forme de boutons pleins et secs, ne renfermant ni pus ni sérosité, et très prurigineux, qui se couvrirent de squames, au bout de cinq à six jours; ils furent donc d'abord papuleux, puis papulo squameux et n'affectèrent, à aucune période de leur évolution, les types vésiculeux et pustuleux.

Huit jours après la vaccination, l'enfant nous est amené à l'hôtel de police municipal et nous constatons ce qui suit : son état général est satisfaisant, bien qu'il paraisse un peu pâle et que son appétit ne soit pas encore entièrement revenu. L'éruption, très apparente, se compose de papules arrondies, de la dimension de la tête d'une très petite épingle (psoriasis punctata) à celle d'un centime (psoriasis guttata), recouvertes de squames assez minces, mais sèches et nacrées comme les squames psoriasiques typiques. En les arrachant, on met à nu une surface d'un rouge jaunâtre ou cuivré, et l'on détermine de petites hémorragies punctiformes. Ces papules sont maintenant aprurigineuses, et, depuis plusieurs jours, l'enfant a cessé de se gratter.

Presque généralisée, mais discrète, l'éruption occupe les membres et le tronc : elle fait entièrement défaut au cuir chevelu ainsi qu'aux régions palmaires et plantaires.

Le bras gauche présente, au niveau de l'empreinte deltoïdienne, trois larges papules, confondues en partie par leurs bords et disposées en triangle comme les plaies d'inoculation dont elles occupent exactement la place. La face postérieure des bras et des avant-bras, la face antérieure des cuisses et des jambes, la face dorsale du tronc, sont parsemées de papules plus petites, les unes isolées, les autres réunies en groupes composés chacun d'un petit nombre d'éléments éruptifs. Il existe encore une ou deux papules sur la poitrine et l'on en trouve une qui semble être en voie de disparition sur la tempe droite.

Le petit malade fut amené le lendemain à la clinique dermosyphiligraphique de l'Antiquaille, où M. le professeur Gailleton l'examina avec intérêt et confirma notre diagnostic. Notre départ de Lyon nous empêcha malheureusement d'observer ce malade plus longtemps.

OBSERVATION X

Dr Rioblanc, *Annales de Dermatologie 1885 (in thèse de Vignal).*

Camille C..., 22 ans, soldat au 96ᵉ de ligne, entre à l'hôpital militaire Desgenettes, le 28 mai 1895, dans le service de M. le médecin-major Rioblanc. Dans ses antécédents héréditaires : mère morte après avoir toussé pendant dix ans ; père alcoolique. Ni l'un ni l'autre n'ont jamais eu d'affections cutanées, nerveuses, ni d'accidents rhumatismaux. Quatre frères ; trois bien portants, un interné dans un asile d'aliénés, âgé de 32 ans ; une sœur âgée de 10 ans a été atteinte d'eczéma impétigineux.

Dans les antécédents personnels du malade : à l'âge de 14 ans, éruption sur les membres de « dartres sèches », dont le malade ne peut préciser le caractère, mais qu'il croit différentes de son éruption actuelle. En 1892, rhumatisme polyarticulaire subaigu. Peu de temps après, blennorrhagie et orchite. En 1895, otite légère à la suite d'une angine. Robuste et bien constitué, C... exerce la profession de boulanger ; il est alcoolique. Incorporé au 96ᵉ, le 13 novembre 1894, il fut vacciné le 21. Il ne présentait alors aucune lésion cutanée.

Six piqûres, trois à chaque bras, donnèrent six pustules de vaccine légitime, avec une légère réaction générale ; mais, au bout de quinze jours, C... constatait que les croûtes qui recouvraient les pustules vaccinales ne se détachaient pas et qu'elles se reproduisaient quand elles étaient enlevées par le grattage. Peu de temps après apparurent sur les jambes de petites papules analogues à celles des bras, couvertes de squames nacrées et s'étendant excentriquement. Puis d'autres se montrèrent sur les avant-bras et le thorax. Pendant cette évolution, le malade n'a éprouvé aucun phénomène général.

Actuellement, C... présente sur les bras, au niveau de l'empreinte deltoïdienne, trois plaques disposées en triangle comme le sont ordinairement les pustules vaccinales. Des éléments semblables se montrent à la face antérieure du bras gauche, au niveau de l'appendice xiphoïde, au niveau du coude droit, aux membres inférieurs. C'est un psoriasis guttata typique.

État général excellent. Aucun trouble de la sensibilité. Aucune déformation articulaire. Pas de stygmates d'hystérie. Pas d'affection du système nerveux. A noter qu'avant le début de l'affection, le malade n'a eu aucune émotion. Traitement à la liqueur de Fowler, à l'huile de cade. Guérison le 20.

OBSERVATION XI

Dermatoses psoriasiformes post-vaccinales, par M. Truffi
(*Gazetta medica di Torino*, 1899, n° 20).

Garçon de 11 ans, vacciné en mars 1806, avec le vaccin animal; quelques jours plus tard apparurent à la place des trois inoculations vaccinales du bras droit des petites taches rouges légèrement saillantes développées sans prurit, qui s'étendirent lentement et finirent par se réunir.

A la suite d'un traitement par le sublimé, les lésions disparurent complètement, mais reparurent quand on cessa les lavages et atteignirent alors les deux avant-bras, puis plus tard le cuir chevelu, le dos et les membres inférieurs.

Au mois de juillet suivant, T... constata des éléments offrant tous les caractères cliniques du psoriasis, mais ne saignant que sous l'influence de grattages un peu intenses; ces éléments occupaient la place des deux inoculations les plus inférieures du bras gauche et des membres inférieurs, sans affecter de prédilection pour les sièges ordinaires du psoriasis; sur la partie antérieure du cuir chevelu, il existait des taches isolées de la largeur d'une pièce d'un centime, saillantes de 2 à 4 millimètres, formées d'un amas compact de squames friables, d'un blanc sale. Avant la vaccination l'enfant n'avait présenté aucune affection cutanée.

2 BL

OBSERVATION XII

The British Journal of Dermatology, août 1902.

Le docteur Radcliffe-Crocker a montré une fille de 15 ans avec du psoriasis suivant la vaccination au mois d'octobre dernier. Après trois semaines, le psoriasis s'est développé sur chacune des cicatrices vaccinales et quinze jours après, d'autres taches se sont formées sur le même bras et sur l'avant-bras. La jeune fille n'avait pas eu de psoriasis auparavant et n'en avait pas dans sa famille.

OBSERVATION XIII

The British Journal of Dermatology, août 1902, par S. E. Dore.

Un jeune homme âgé de 20 ans, maçon, fut revacciné en décembre 1901, en quatre endroits. Trois de ces inoculations furent suivies de succès et parcoururent le cycle normal. Le huitième jour, quand les points de vaccination furent couverts de croûtes, une éruption rouge et squameuse apparut sur la face antérieure des jambes et des bras, et le tronc fut atteint peu après. Les points de vaccination ne furent visiblement atteints que lorsque les croûtes furent tombées. Le malade vint à la consultation de M. Moris à Sainte-Mary's Hospital. A ce moment, il avait une éruption étendue de psoriasis avec ce caractère particulier que les points de vaccination étaient marqués par trois plaques circulaires, rouges et squameuses. Ces plaques étaient grandes comme une pièce de six penneys.

Il n'avait pas eu de maladie cutanée auparavant et ses parents en étaient également indemnes.

OBSERVATION XIV

The British Journal of Dermatology, août 1902, par E. S. Dore.

Une femme âgée de 33 ans a été revaccinée en mars 1902 ; les quatre points d'inoculation eurent un résultat positif et furent même accompagnés d'une inflammation descendant jusqu'au coude. Les lésions vaccinales ne guérirent pas et au bout de deux mois elles étaient couvertes de plaques rouges et squameuses. Peu après d'autres plaques apparurent en d'autres parties du corps, mais la malade est certaine que les cicatrices de la vaccination furent atteintes les premières.

Quand elle vint à l'hôpital en mai 1902, elle était porteur d'un psoriasis étendu des membres, du tronc et du cuir chevelu, avec quatre plaques discoïdes correspondant aux points d'inoculation vaccinale sur le bras gauche.

A part cette affection, la malade jouissait d'une bonne santé et n'avait jamais eu de maladie cutanée. Elle était mère de nombreux enfants en excellente santé et dans sa famille il n'y avait pas eu de goutte, de rhumatisme, ni de maladie cutanée.

OBSERVATION XV (inédite)

(Due à l'obligeance de M. le docteur Carle.)

Mᵐᵉ J. C..., 23 ans, ouvrière de Lyon. Pas de psoriasis ni de maladie cutanée quelconque avant l'âge de 21 ans. A cet âge, c'est-à-dire en octobre 1905, la malade est admise à l'hôpital de la Charité pour salpingite : à son entrée on la vaccine sans résultat. Quinze jours environ après la vaccination, une papule rosée se dessine autour de l'un des points d'inoculation ; la malade croit à une reprise de l'action du vaccin et n'y prête pas attention. Cette lésion reste longtemps stationnaire, puis elle augmente peu à peu jusqu'au volume d'une pièce de 5 francs et continue à s'accroître, au point que le 4 mars 1907, date de l'examen de la malade par le docteur Carle, la lésion occupe toute la partie antéro-externe du bras sur une longueur de 10 à 12 centimètres et une largeur de 8 à 10 centimètres. Mais pendant cette extension locale, d'autres plaques avaient fait leur apparition : à l'avant-bras gauche, aux deux fesses, au front, à la cuisse gauche. Dès leur installation, ces plaques s'étaient progressivement étendues et n'avaient jamais disparu complètement ; elles étaient légèrement papuleuses, faisant un relief sensible au doigt, de couleur rosée, et recouvertes d'une fine furfuration ; au grattage, elles prenaient une apparence micacée, mais saignaient plus facilement que la papule psoriasique ordinaire. La limitation était très nette, sans vésiculation, ni papules périphériques. Légère sensation de prurit, surtout au moment du coucher ; jamais de processus congestif, ni de suintement ; même sous l'influence du grattage, d'ailleurs modéré, il n'y a pas eu d'humidité persistante.

Traitement par l'huile de cade. Guérison avec persistance d'une macule brunâtre sur l'emplacement des placards.

.

Observation XVI
Hallopeau et Gastou. (*Annales de Dermatologie*, 1907.)

Le nommé P... a été vacciné le 2 mars au bras gauche ; il a subi trois inoculations, aucune d'elles n'a été suivie de succès ; mais environ six jours après, il s'est aperçu par hasard, en se découvrant, qu'il était atteint aux points d'inoculation et en différentes parties de la surface cutanée, d'une éruption ; elle était dès lors plus marquée au niveau et au pourtour des piqûres d'inoculation que dans ses autres localisations ; jamais auparavant P... n'avait eu de semblable dermatose.

Nous constatons qu'il s'agit d'un psoriasis typique. Huit jours après, les trois placards correspondant aux points d'inoculation ont plus que doublé d'étendue et l'on note à leur pourtour des éléments plus petits ; indices de prolifération de l'agent infectieux. Bien que le malade ne puisse dire si l'éruption a, oui ou non, débuté au niveau des inoculations, on peut, en raison de la plus grande étendue qu'y présente chacun des placards, répondre par l'affirmative.

Observation XVII (inédite)
(Due à l'obligeance de M. le professeur Nicolas.)

M. J..., 10 ans, entré à l'hospice de l'Antiquaille, le 11 janvier 1907.

Antécédents héréditaires. — Père mort de tuberculose aiguë ;

mère vivante ; un frère mort à 22 ans d'une affection pulmonaire
aiguë ; cinq frères et trois sœurs vivants et bien portants.

Antécédents personnels. — Fièvre typhoïde il y a deux ans,
soignée à Saint-Pothin ; il y a six mois, nouveau séjour d'un
mois à Saint-Pothin pour toux persistante, faiblesse, amaigrisse-
ment ; il est ensuite envoyé à Longchêne où, après un séjour
d'un mois, il se trouve très amélioré. Pas d'alcoolisme, pas d'affection vénérienne. Le malade exerce la profession de garçon de
peine.

Affection actuelle. — Le malade fait remonter le début de sa
maladie à six mois. Il fut à cette époque vacciné au bras gauche
dans le service de M. le docteur Courmont. Le résultat fut
négatif. Quinze jours après la vaccination, le malade ressentit
une légère démangeaison au bras gauche ; examinant son bras, il
constata sur les points d'inoculation trois éléments érythématho-
squameux déjà confluents, et l'ensemble rappelait assez exactement par sa configuration une feuille de trèfle.

Depuis cette époque la lésion a persisté, occasionnant un léger
prurit et conservant toujours les mêmes caractères.

Il y a dix jours environ, le malade constate qu'il présente de
plus une éruption discrète au voisinage de l'articulation du coude,
sur la face d'extension.

Cette éruption provoque un prurit très léger, moins intense que
celui qu'occasionne la lésion développée au niveau des cicatrices
vaccinales.

Quelques jours plus tard, l'éruption s'est encore étendue ; elle
a envahi les membres inférieurs, face d'extension, sans prédominance nette au niveau des régions rotuliennes. Le malade entre
à l'hôpital le 11 janvier 1907.

Actuellement : l'éruption développée sur les scarifications vaccinales est formée de trois placards érythémato-squameux en
feuille de trèfle ; chacun d'eux a les dimensions d'une pièce de
50 centimes environ ; ces placards sont secs et ne donnent
lieu à aucune exsudation ; ils sont recouverts de petites squames
micacées adhérentes. Le grattage provoque une desquamation
plus abondante que ne le ferait supposer l'aspect objectif de la

lésion. On arrive, après avoir enlevé ces squames, sur un épiderme succulent, humide, où l'on voit se produire très nettement le piqueté hémorragique.

Les éléments éruptifs disséminés siègent surtout au niveau des membres (face d'extension); il existe de rares éléments sur le thorax et l'abdomen. Ils sont de dimensions variables, le plus souvent de la dimension d'un pois; d'autres sont plus petits, lenticulaires. Tous sont nettement papulo-squameux; les squames sont généralement fines, adhérentes, abondantes, micacées; on provoque facilement le piqueté hémorragique typique.

En résumé, l'éruption présente tous les caractères du psoriasis.

Quinze jours après, le malade sort de l'hôpital.

OBSERVATION XVIII (inéd¹.)

(Due à l'obligeance de M. le P¹ NICOLAS.)

M. R..., 10 ans, entrée à l'hospice de l'Antiquaille, le 2 mars 1907.

Antécédents héréditaires. — Père et mère vivants et bien portants; deux frères et une sœur en bonne santé; pas de maladie de peau dans la famille.

Antécédents personnels. —Rougeole dans la première enfance; fièvre typhoïde à l'âge de 8 ans. Depuis l'âge de 14 ans, date de ses premières règles, la malade aurait toujours été nerveuse et très impressionnable. Un mois après les premières règles, débutèrent des crises accompagnées de perte de connaissance, et survenant deux ou trois fois par mois. Dans le service de M. le docteur Lannois, où la malade était entrée pour faire soigner ces crises, on a porté le diagnostic de mal comitial.

La malade affirma n'avoir jamais présenté d'éruption cutanée, à part la rougeole.

Histoire de l'affection actuelle. — Dans le courant du mois de janvier 1907, la malade a été vaccinée à la région deltoïdienne de chaque bras avec du vaccin Chomier. Le résultat a été positif, et

Il s'est formé de grosses pustules, qui ont été dès le début très prurigineuses.

Dès le onzième ou le douzième jour après la vaccination, alors que les points d'inoculation étaient encore recouverts d'une croûte épaisse et noirâtre, est apparue sur les avant-bras et le dos une éruption papuleuse, assez discrète, très prurigineuse.

Lorsque vers le seizième jour, les croûtes des pustules vaccinales sont tombées, elles ont laissé une surface érythémateuse, prurigineuse, recouverte de squames blanc grisâtre.

Puis, comme le prurit persistait, et que l'éruption siégeait aux avant-bras et à la face dorsale des mains, avec quelques éléments sur l'aréole des seins, on pensa dans le service de M. le docteur Lannois, à la possibilité d'une gale et l'on pratiqua le traitement. Trois frottes avec application de la pommade d'Helmerich furent faites successivement; ce traitement ne produisit pas d'eczématisation, ni d'accentuation des lésions, mais le prurit persista.

Actuellement, le 2 mars 1907, on constate des lésions au niveau de chaque région delloïdienne, sur les avant-bras, dans le dos, sur la poitrine et à la face.

Sur la *région delloïdienne* droite, on voit un petit placard érythémateux, squameux, légèrement infiltré. La lésion a des limites nettes, son bord est festonné, et elle a l'apparence d'une feuille de trèfle avec trois folioles réunies au centre; elle est recouverte de squames très peu adhérentes, sèches, blanc grisâtre. En enlevant délicatement la dernière squame épidermique, surtout à la périphérie, on produit un fin piqueté hémorragique. Il n'y a jamais eu de suintement; on ne voit pas de vésicule. La lésion est un peu papuleuse et très légèrement surélevée; il y a une très superficielle infiltration.

Sur la région *delloïdienne gauche* se voient au niveau des vaccins trois lésions papuleuses et squameuses. Les lésions sont arrondies, bien limitées, de la surface d'une pièce de 20 centimes. Elles sont isolées; la coloration est rouge, assez intense. La surface est recouverte de squames, plus épaisses, en lamelles, d'aspect micacé, se détachant facilement par le grattage. Le piqueté hémorragique est des plus nets.

Sur la face dorsale de l'avant-bras droit et de la main, est une éruption papuleuse assez discrète. Les papules sont de coloration variable ; les plus récentes sont rosées, les autres sont rouges, un peu fauves, quelques-unes complètement jaunes. Ces papules sont petites, de la grosseur d'un grain de mil ; elles sont peu saillantes et surtout appréciables au toucher ; quelques-unes sont agglomérées en petits placards de forme irrégulière.

Sur l'avant-bras gauche, on ne constate que deux papules ; elles présentent les caractères des éléments papuleux, rouges ou jaunes, de la dimension d'une petite lentille, à surface squameuse ; plusieurs éléments répondent aux papules caractéristiques du psoriasis.

Dans le cuir chevelu, il y a des squames pityriasiques nombreuses, mais on ne sent pas de papules.

Prurit. — Actuellement le prurit a disparu au niveau des lésions développées sur les vaccins ; mais il est très marqué au niveau des lésions dorsales.

Rien d'anormal aux divers appareils ; la malade a un bon état général.

OBSERVATION XIX (personnelle)

P. C..., employé, âgé de 35 ans.

Rien de particulier à signaler dans ses antécédents, pas d'autre maladie qu'une atteinte de rhumatisme articulaire aigu à l'âge de 15 ans. Pas de maladie cutanée avant l'affection actuelle. Celle-ci débuta au mois de mars 1907, dix jours environ après une vaccination qui ne fut pas suivie de succès. Le premier élément apparut sur un des points d'inoculation vaccinale, au bras gauche ; les deux autres points d'inoculation sont restés indemnes. Ce premier élément était tout d'abord une petite papule, très peu surélevée et légèrement prurigineuse ; elle se développa et au bout de quinze jours, elle était nettement squameuse, et présentait les dimensions d'une pièce de 2 francs.

A ce moment, un deuxième élément apparut sur le flanc droit ;

puis, une dizaine de jours après, l'éruption s'est généralisée. Un médecin consulté fit le diagnostic de psoriasis; le malade vint à la même époque à la consultation de M. le professeur Nicolas qui confirma ce diagnostic et institua un traitement à l'acide chrysophanique. L'amélioration étant lente à se produire, le malade entre à l'hôpital Saint-Pothin, le 14 octobre 1907.

Nous constatons une éruption généralisée à tout le corps sauf aux mains, à la plante des pieds et à la face. Elle est constituée par quelques rares éléments jeunes de psoriasis typique et surtout par des placards en voie de guérison; ils sont généralement assez régulièrement circulaires, de la dimension d'une pièce de 2 francs ou parfois d'un écu; le centre est blanc grisâtre et les bords nettement surélevés présentent des squames sèches et stratifiées qu'on peut assez facilement détacher, et le décollement de la dernière pellicule met à nu une surface lisse, rouge et parsemée d'un piqueté hémorragique. Aux membres supérieurs, ces éléments siègent exclusivement sur la face postérieure, avec maximum au niveau des coudes. On note un seul élément, tout petit, apparu en dernier lieu, à la face antérieure de l'avant-bras gauche, au-dessus du poignet. Aux membres inférieurs, les plaques de psoriasis sont aussi nombreuses à la face postérieure qu'à la face antérieure.

Dans le dos, les éléments sont très nombreux à droite; il n'en existe qu'un seul à gauche. Sur le flanc droit, où le malade s'est frictionné avec un linge dur pour traiter une douleur profonde, on note un vaste placard confluent. On note des éléments très nombreux sur le cuir chevelu, débordant à la naissance du front et à l'angle de la mâchoire de chaque côté. Prurit intense.

CHAPITRE II

Nature du psoriasis vaccinal.

Avant de tenter l'interprétation des cas de psoriasis vaccinal, nous devons nous demander si l'affection décrite sous ce nom est vraiment du psoriasis, et s'il ne s'agit pas, au contraire, comme on l'a prétendu, d'affections plus ou moins voisines : lichen-psoriasis, parakératoses psoriasiformes, eczéma séborrhéique, parapsoriasis divers, etc.

Pour plusieurs de nos observations, trop peu détaillées, nous devons nous en tenir au diagnostic porté par le médecin sans pouvoir le contrôler, mais dans la plupart, assez complètes, et dans deux de nos observations personnelles notamment, où la maladie a évolué dans sa totalité à l'hôpital, nous pouvons dire qu'il s'agit de psoriasis vulgaire vrai, classique, d'après les caractères cliniques et même d'après l'anatomie pathologique.

L'éruption présentait en effet les caractères suivants : 1° présence de squames d'un blanc plus ou moins éclatant ou jaunâtre, toujours sèches et stratifiées; 2° le derme, au-dessous des squames, est d'un rouge plus ou moins vif, mais peu ou point infiltré à la vue et au toucher; 3° la possibilité de détacher par lambeaux appréciables comme étendue, la dernière fine pellicule; on la décolle, pour ainsi dire, de la surface sous-jacente, rouge, lisse et parsemée d'un piqueté hémorragique; 4° caractères anatomo-pathologiques: présence dans les squames de micro-abcès que nous avons pu constater très nettement nous-même, sur des préparations faites par M. le Docteur Favre.

Donc, l'affection survenue après la vaccination, que nous décrivons sous le nom de psoriasis vaccinal, est bien du psoriasis vulgaire vrai, tel qu'on le conçoit aujourd'hui, en France du moins; car, dit Brocq, « quand nous parlons à l'heure actuelle de psoriasis et d'éruptions psoriasiformes, nous n'avons pas le droit de parler d'entités morbides bien définies, mais simplement de formes objectives ».

CHAPITRE III

—

Étiologie et pathogénie du psoriasis vaccinal.

Le psoriasis vaccinal est-il en faveur de la théorie parasitaire du psoriasis ?

Les quatre arguments principaux que les partisans de la théorie parasitaire du psoriasis apportent à la défense de leurs idées, sont les suivants :

1° L'analogie du psoriasis avec une maladie parasitaire, soit par ses caractères cliniques, soit surtout par son évolution et même son traitement.

2° L'existence d'un parasite.

3° Les faits de contagion.

4° Les inoculations positives.

A. — Le psoriasis vaccinal présente en effet les principaux caractères des mycoses tégumentaires : progression excentrique, formation de placards polycycliques et atténuation des phénomènes au centre de la plaque; efficacité des traitements antiseptiques.

Seule, la généralisation de l'affection, avec apparition d'éléments très éloignés du point d'origine est très mal expliquée par le grattage.

B. — De nombreux germes ont été décrits comme

étant spécifiques de la maladie, et les deux qui ont eu le plus de vogue sont deux champignons : l'*épidermophyton*, décrit par Lang et le *lepocolla repens*, d'Eklund.

Wolf, en 1884, déclare qu'il trouve les parasites de Lang, dans tous les cas de psoriasis qu'il examine.

Mais de nombreux auteurs, et notamment Ricken, Bienstock, Gothe et Nicolaier, les recherchent vainement, et ne sont pas plus heureux dans leurs essais de culture, que dans leurs préparations microscopiques. Enfin Ries, un des élèves de Wolf conclut, après de longues recherches, que ces champignons n'existent pas et que les formes décrites ne sont que des produits artificiels.

Du reste, actuellement, les plus ardents défenseurs de la théorie parasitaire, Hallopeau, Augagneur, Liebermeister, Neisser, pleins d'espoir en une découverte bactériologique prochaine, reconnaissent qu'on ne sait encore rien du parasite spécifique, et qu'on ignore même s'il existe à l'extérieur comme pathogène, ou dans la peau et l'organisme comme saprophyte pour devenir pathogène dans des circonstances spéciales et chez certains sujets.

C. — *Contagion*. — Les cas de contagion probable sont si peu nombreux que l'on peut, sans exagération, les considérer comme de simples coïncidences. Ainsi, le psoriosis conjugal est presque inconnu, et nous n'avons retrouvé que trois ou quatre observations (celle d'Anderson en 1865, de Hammer en 1886, celle d'Aubert en 1889 et celle du docteur Janvier, de Bourges, en 1904) dans lesquelles l'un des conjoints étant psoriasique, l'autre le devint, et après plusieurs années de mariage seulement.

Les cas de psoriasis familial sont sans doute plus fréquents, mais la part de l'hérédité dans l'étiologie du psoriasis est si grande, que l'on doit plutôt considérer ces cas comme l'expression d'un état congénital héréditaire.

Les autres cas de contagion possible ont été publiés notamment par Unna en 1881, par Nielsen en 1892, par Larthmann en 1893, et par Augagneur en 1900.

Dans l'observation de Unna, trois enfants d'une famille furent atteints de psoriasis, après l'introduction d'une servante psoriasique.

Nielsen rapporte le cas d'une personne qui présenta une première atteinte de psoriasis des membres inférieurs, après avoir fait usage de bas ayant appartenu à un psoriasique.

Les principales observations d'Augagneur sont celles d'un teinturier atteint d'eczéma, qui présenta, après quatre mois de séjour à l'hôpital entre deux psoriasiques, une éruption squameuse sur les points eczématisés en voie de guérison, puis sur les coudes et tout le corps. Augagneur rapporte aussi le cas d'un jeune homme qui, couchant depuis six mois avec un camarade atteint de psoriasis, contracta lui-même le psoriasis au bout de deux mois, et celui d'un homme de 33 ans qui fut atteint de psoriasis avec début sur le gland, après avoir eu de nombreux rapports sexuels avec une femme psoriasique.

D. — Inoculation. — De nombreuses tentatives d'inoculation expérimentale ont été faites jusqu'ici chez l'homme et chez divers animaux, et les résultats n'ont pas été bien probants.

Lassar, en 1885, en frictionnant énergiquement la

peau de lapins avec des squames épidermiques prises
sur un soldat réformé pour psoriasis, voit apparaître
trois semaines après chez ces animaux, une dermatose
analogue au psoriasis. Mais à la Société médicale de
Berlin, où ces lapins sont présentés, le diagnostic de
psoriasis est contesté et Behrend soutient qu'il s'agit
d'herpès tonsurant et que les frictions répétées ont intro-
duit le trichophyton.

Des expériences semblables ont été faites en 1886, par
Tomassoli et Beissel, mais ces auteurs ont reconnu « que
l'affection qu'ils avaient produite était discutable et sans
importance, vu qu'elle a disparu rapidement et qu'on la
rencontre souvent chez le lapin, sans l'avoir provoquée
par aucune inoculation ». (Bernay et Piery.)

Ducrey a repris ces expériences sur des cobayes, des
chiens, et n'a obtenu que des résultats absolument néga-
tifs. Du reste, quels que soient les résultats d'expériences semblables sur les animaux, il serait téméraire d'en
tirer une conclusion quelconque.

Chez l'homme, de nombreuses tentatives d'inoculation
ont été faites, notamment par Ducrey, sur des malades
en traitement à l'hôpital de Naples, pour des affections
diverses, mais toutes ont échoué. Une seule inoculation
aurait été positive, celle de Destot, alors interne de l'Antiquaille. Celui-ci se fit inoculer par scarification des
lamelles de psoriasis sur le bras droit, le 9 mai 1889.
Deux jours après, de rares papules apparurent sur le
coude gauche, le lendemain sur le coude droit, puis des
squames furfuracées recouvrirent les papules, alors
qu'au point d'inoculation il n'y avait qu'un bouton rouge.
Un mois après, Destot prend de l'arsenic pour voir l'ef-

fet de ce traitement, et il se produit une poussée de squames, notamment autour des points inoculés.

Mais on se demande comment quelques papules apparues sur le bras gauche dériveraient d'une inoculation faite sur le bras droit deux jours auparavant, sans accident local au point d'inoculation. De plus, cette éruption squameuse survenue après un traitement arsénical ressemble fort à certains accidents cutanés, produits par l'intoxication arsénicale, d'autant plus que chez Destot le grattage avec l'ongle montre qu'il s'agit simplement d'une desquamation épidermique, et qu'il y a autour, deux ou trois pustules d'acné. Enfin, le diagnostic de psoriasis n'a jamais été porté fermement et M. Horand était convaincu que l'éruption était constituée par des taches psoriasiformes et non par de véritables papules de psoriasis.

C'est à côté de ces cas peu nets de contagion et d'inoculation du psoriasis, que prend place le psoriasis vaccinal.

L'apparition d'une éruption en un point précis du tégument qui a été le siège d'une plaie, quelques jours après la production de cette plaie, éveille en effet immédiatement l'idée d'une contagion probable; et comme, d'autre part, il est possible de connaître très exactement le moment où l'on a fait l'effraction de l'épiderme, les instruments que l'on a employés, les substances qui ont été en contact avec la plaie, on réalise presque toutes les conditions d'une inoculation expérimentale. Or, ici, l'inoculation serait positive et elle constituerait un argument de premier ordre, en faveur de la théorie parasitaire.

Étudions donc les diverses conditions qui auraient pu permettre, au cours de la vaccination, l'introduction d'un germe parasitaire spécifique, inconnu jusqu'ici.

On peut, tout d'abord, se demander si ce parasite n'était pas contenu dans la pulpe vaccinale déposée sur les points scarifiés.

Dans toutes les observations citées, sauf dans celle de Klamann, la vaccination a été faite avec du vaccin de génisse. Or, dans son étude sur la flore bactérienne du vaccin, Sæquépée a montré qu'on ne trouve dans la pulpe vaccinale que des germes inoffensifs, et il conclut : « nous sommes convaincus qu'en aucun cas, le vaccin n'est primitivement pathogène pour l'homme». Du reste, si le vaccin était vraiment souillé, les cas de psoriasis vaccinal seraient évidemment plus fréquents.

Le vaccin habituellement employé est donc hors de cause, mais dans les cas observés, le vaccin ne provenait-il pas d'une génisse atteinte de psoriasis ? Il serait surprenant, ici encore, que parmi les centaines de personnes vaccinées avec la même pulpe vaccinale, une seule soit atteinte de psoriasis. De plus, dans les instituts vaccinogènes, on fait un examen très soigneux des génisses choisies et l'on élimine surtout les bêtes atteintes d'une affection cutanée.

D'ailleurs, la génisse est-elle susceptible d'être atteinte de psoriasis ? Plusieurs vétérinaires modernes, Brieg, Friedberger, Tröhner disent ne l'avoir jamais observé chez les animaux, et cependant, dans son *Traité de Pathologie interne des animaux domestiques*, paru en 1890, Cadéac consacre un chapitre au psoriasis et distingue : le psoriasis des extrémités, le psoriasis gyrata et le psoriasis circiné. Le premier, caractérisé par des fissures aux plis de flexion, des exsudations séreuses, est tout à fait différent du psoriasis de l'homme; le psoriasis circiné paraît être de l'herpès trichophytique; le psoriasis gyrata de Cadéac seul ressemble au psoriasis humain et Mégnin en a observé deux cas nets chez des chevaux; en tous cas, c'est une rareté.

Enfin, dans l'observation de Klamann (obs. I), le vaccin provenait d'une fillette, Marie E... qui a été examinée avec soin, et qui ne présentait aucune trace d'affection cutanée; et les autres enfants vaccinés avec cette même lymphe retirée du bras de Marie E... restèrent tout à fait indemnes et virent leur éruption vaccinale évoluer sans accident.

On peut donc écarter sans hésitation la possibilité d'une contagion par l'intermédiaire du vaccin.

La contagion s'est-elle faite par l'intermédiaire des instruments ? Il serait possible, par exemple, qu'une même lancette, servant à la vaccination de plusieurs sujets, prenne sur la peau d'un psoriasique quelques squames et quelques germes qu'elle inoculerait ensuite à un sujet sain.

L'impossibilité où l'on a été jusqu'ici d'obtenir expérimentalement des inoculations positives, même en se plaçant dans les conditions les plus favorables, rend déjà fort douteuse la possibilité d'une inoculation accidentelle, dans des circonstances très défectueuses, vu qu'après chaque vaccination, la lancette est en général soigneusement stérilisée par la chaleur.

De plus, dans plusieurs cas où l'enquête a été faite, l'instrument dont on s'était servi n'avait vacciné que des

— 33 —

sujets sains. Dans le cas du médecin-major Rioblanc (obs. X), le soldat C... a bien été vacciné le même jour, par le même médecin, et probablement par la même lancette qu'un autre militaire atteint de psoriasis, mais entre ces deux hommes, près de six cents vaccinations ont été faites ainsi qu'on l'a contrôlé, et la lancette a été chaque fois stérilisée par le flambage.

Enfin, dans deux de nos observations personnelles, (obs. XVII et XVIII), la vaccination a été faite à l'hôpital, avec un vaccino-style employé pour la première fois, cet instrument étant d'un prix si minime qu'il sert à une seule vaccination.

En un mot, l'introduction des germes spécifiques est impossible, soit par le vaccin, soit par les instruments.

Ces germes sont-ils introduits par le pansement, ou plutôt par les vêtements en contact avec la plaie vaccinale ?

Comme les points d'inoculation ne sont pas soigneusement protégés par un pansement aseptique, il est très difficile de contester d'une façon absolue ce mode de contagion. Toutefois, puisqu'en plaçant sur une plaie faite expérimentalement, des squames de psoriasis détachées directement d'un malade en pleine éruption, on n'obtient pas de résultat, on peut être sceptique sur ce mode de contagion. De plus, il faudrait admettre dans ce cas, que les parasites spécifiques du psoriasis sont des germes quelconques, existant en grande abondance dans la nature et n'exerçant une action pathogène que dans des conditions très spéciales.

C'est la même réponse que l'on peut faire à ceux qui prétendent que l'inoculation vaccinale n'apporte pas les germes de l'extérieur, mais fournit une porte d'entrée à ceux qui se trouvent dans l'épiderme du malade et qui sont restés jusqu'alors à l'état latent : « C'est cette interprétation, dit Hallopeau à la Société de Dermatologie, 1907, qui nous paraît la plus plausible. Cette présence de germes dans la peau, ajoute-t-il, est-elle de date récente ou ancienne ? Faut-il considérer ce champignon comme habitant d'ordinaire la peau, à l'instar du pneumocoque dans la cavité buccale, et à son exemple, n'intervenant comme agent pathogène que chez des sujets lui offrant un milieu de culture favorable par prédisposition acquise ou héréditaire ? Il appartient à la bactériologie d'en décider ».

Telle paraît être également l'opinion de Sabouraud, qui disait à la Société de Dermatologie de 1903 : « L'impossibilité où l'on est de désinfecter la peau et particulièrement les pores folliculaires, comme le prouve l'exemple des trichophyties, du pityriasis versicolor, etc., rend l'hypothèse d'un parasitisme profond très soutenable ; dans ce cas, la scarification agirait comme la cause occasionnelle d'une éruption préparée par le parasitisme latent, et l'inoculation serait faite sans que l'expérimentateur ait besoin de la produire ».

Evidemment, étant donnée la richesse de la flore cutanée à l'état normal, telle que Remlinger par exemple, a évalué à plusieurs centaines de millions le chiffre de microbes abandonnés par un homme dans son bain, il est impossible d'affirmer que les germes nécessaires au développement du psoriasis ne se trouvent pas parmi ces myriades.

Et nous devons conclure avec Jeanselme, après une

élude sur « le Rôle des irritations cutanées dans la topographie du psoriasis » : « La stérilisation de la peau
étant à peu près impossible, nous ne nous croyons pas
en droit de conclure que l'irritation faite avec un scari-
ficateur, même stérile, n'ait pas mis en mouvement des
germes pathogènes sommeillant à l'état latent dans l'épiderme ».

Nous nous permettrons néanmoins d'ajouter, que les
partisans de la théorie parasitaire ont le tort de se
retrancher dans le domaine de l'inconnu et de l'introuva-
ble, et que leur dernière hypothèse de la présence dans
la peau de germes saprophytes devenant pathogènes
dans des circonstances très spéciales, diminue beaucoup
la valeur spécifique de ces parasites, dont l'action devient
tout à fait secondaire.

Théories infectieuses. — A la suite de la théorie parasitaire, qui fait du psoriasis une dermatose purement
locale, nous devons placer la théorie infectieuse, qui fait
du psoriasis, une maladie générale. Elle a surtout été
défendue par Kopp et Wolff: « et Leredde et Hallopeau
seraient prêts à s'y ranger si leur théorie parasitaire ne
leur paraissait pas plus logique ».

L'évolution du psoriasis et notamment du psoria-is
vaccinal semble fournir un solide appui à cette théorie.
En effet, après une période de quelques jours à un mois,
que l'on peut appeler période d'incubation, apparaît un
accident purement local constitué par les papules développées aux points de vaccination, puis les germes enva-
hiraient le torrent circulatoire pour créer une explosion
de manifestations éruptives en divers points du corps.
N'est-ce pas là, en effet, l'évolution de diverses maladies

sûrement infectieuses, comme la syphilis, le charbon et parfois la tuberculose, qui débutent par des accidents localisés aux points d'inoculation : le chancre, la pustule maligne et le tubercule anatomique ?

L'apparition fréquente de manifestations articulaires, les altérations du sang qui sont très souvent notées, les modifications de la sécrétion urinaire, la guérison apparente des lésions avec récidives fréquentes sous des influences diverses, seraient tout autant d'arguments de plus, en faveur de cette théorie.

Dans nos cas particuliers de psoriasis vaccinal, nous devons faire les mêmes réserves que dans la discussion de la théorie parasitaire, au sujet de la contagion.

Du reste, cette théorie infectieuse a été jusqu'ici assez délaissée, car on admet difficilement, dit M. Audry, « qu'une infection sanguine se traduise par des accidents cutanés aussi intenses, sans l'accompagnement de phénomènes généraux plus significatifs ». De plus, assez souvent, comme l'a observé M. le professeur Nicolas et comme on l'a observé dans plusieurs des cas de psoriasis vaccinal, étudiés depuis leur début, l'affection s'étend de proche en proche avant d'être généralisée.

Nous citerons en terminant, l'opinion de M. Poncet, qui range volontiers le psoriasis parmi les manifestations de la tuberculose atténuée, s'appuyant sur l'autorité de M. le professeur Gaucher, qui répète volontiers dans son service, qu'il y a une relation très intime entre le psoriasis et la tuberculose, car beaucoup de psoriasiques meurent phtisiques et sont, sans doute, des tuberculeux latents.

Inutile d'ajouter que cette opinion est fort contestée,

car plusieurs auteurs affirment, au contraire, que le psoriasis se voit surtout chez les gens vigoureux, d'une
santé florissante.

Le psoriasis vaccinal est-il en faveur de la théorie nerveuse ?

La théorie nerveuse repose sur la corrélation intime
de certains cas de psoriasis et de troubles nerveux mani-
festes.

Très souvent, en effet, le psoriasis paraît débuter brus-
quement, après une émotion intense et surtout une
grande frayeur. Tortellier, dans sa thèse sur l'étiologie
du psoriasis, en cite de nombreux cas. Des observations
plus récentes ont été publiées à la Société de Dermatologie du 23 avril 1900, par Audry, Besnier et Barthélemy, et à la Société de Dermatologie du 5 juin 1902,
par Balzer et Faure-Beaulieu. Ainsi, Besnier cite le cas
d'un homme qui, huit jours après un accident de chemin
de fer, a une atteinte aiguë de psoriasis, et Audry publie
l'observation d'un meunier qui tomba dans la chambre
où tourne l'arbre des meules et faillit être saisi par une
courroie, ce qui l'impressionna fortement; le soir même,
il ressentit des démangeaisons et le surlendemain des
papules psoriasiques apparurent et envahirent tout le
corps.

Un grand nombre de psoriasiques sont des névropa-
thes, ou bien présentent des troubles nerveux divers,
surtout des névralgies faciales ou des sciatiques. (Besnier.)

Polotebnoff déclare que les antécédents névropathiques (hystérie, épilepsie) abondent chez les antécédents ou les collatéraux des malades. Dans sa thèse sur les arthropathies survenues au cours du psoriasis, Bourdillon montre l'analogie des lésions, de l'évolution et de l'allure clinique de ces affections avec les arthropathies d'origine nerveuse.

Souvent, le psoriasis paraît se localiser sur le trajet d'un nerf. Thieberge, en 1893, cite le cas d'un psoriasique dont l'affection débuta et resta longtemps localisée dans le domaine du saphène interne droit; or, ce malade était atteint depuis 23 ans d'une sciatique droite récidivant chaque hiver.

Testut, dans sa thèse de 1876, rapportait dix-sept observations de psoriasis symétrique.

Hallopeau et Gasne, en 1898, observent sur une petite fille un psoriasis qui affecte la disposition de bandes métamériques.

Kuznitzky, en 1898, observe un psoriasis unilatéral.

Jourdanet, en 1899, fait connaître une récidive de psoriasis dont les éléments éruptifs affectent la forme de cercles concentriques, donnant au malade un aspect zébré.

Divers auteurs, notamment Couyba, Homes et Fisher, pratiquant des plaies nerveuses, ont vu l'épiderme de la région où se distribuait le nerf lésé, s'épaissir et se détacher, tantôt en larges plaques écailleuses, tantôt en petites lamelles furfuracées: il semble y avoir toujours un trouble de la production de l'éléidine et une exagération du travail de kératinisation.

Enfin, on a décrit des psoriasis douloureux, caractérisés surtout par des douleurs intercostales et rachidiennes, de l'exagération des réflexes et des troubles trophiques : modification de la sécrétion sudorale, développement exagéré des poils, dysonychotrophies, etc.

Tous ces faits rassemblés constituent un faisceau d'éléments asez considérable pour permettre d'attribuer au système nerveux un rôle manifeste dans l'étiologie du psoriasis; et comme l'influence de l'hérédité est incontestable dans près du tiers des cas, il semblait logique d'admettre que les psoriasiques naissent avec un système nerveux spécial présentant soit des altérations anatomiques, soit seulement des altérations dynamiques et fonctionnelles, comme l'admettent les deux plus ardents défenseurs de la théorie nerveuse, Polotebnoff et Kuznitzky. Et pour mieux expliquer la spécialisation des troubles sur la peau, alors que tout l'organisme est sous la dépendance du système nerveux, ces auteurs admettent aussi la théorie de la prédisposition cutanée, chère aux auteurs allemands; et ceci est très rationnel, puisque la peau et le système nerveux ont une même origine embryologique.

Quand il s'agit de préciser le mécanisme intime de la production des éléments psoriasiques, les hypothèses les plus diverses surgissent : les uns admettant des troubles sécrétoires, d'autres des troubles trophiques, d'autres enfin, des troubles vaso-moteurs; mais peu importe, le principe est le même.

Dans cette théorie, le traumatisme est appelé à jouer un rôle important, car il est la cause déterminante, et les troubles qu'il détermine dans les échanges nutritifs et dans le système circulatoire de la région intéressée suffisent à faire apparaître le psoriasis, si cette région est sous la dépendance d'un point du système nerveux malade.

En effet, d'après Kuznitzky, qui admet surtout l'existence de troubles vaso-moteurs, l'hyperémie est le symptôme primaire dans la pathogénie de l'efflorescence psoriasique. Cette hyperémie n'est ni de nature inflammatoire, ni de nature parésique, elle n'est pas non plus le résultat d'une stase passive; il faut la regarder, au contraire, comme un processus angio-éréthique.

« On a observé, dit-il, une première éruption de psoriasis en connexion complète avec une irritation mécanique. On peut vraisemblablement admettre que la coexistence des deux facteurs est nécessaire : traumatisme de n'importe quelle espèce, dans la sphère des vaisseaux dont les centres spéciaux qui en dépendent se trouvent dans un état chronique d'irritation. »

Dans les cas de psoriasis, dit spontané, il y aurait néanmoins une cause d'irritation qui aurait passé inaperçue.

La vaccination, d'après cette théorie, agirait à la fois par le traumatisme léger qui accompagne l'inoculation de la lymphe vaccinale, et par l'irritation cutanée produite par le développement de l'éruption; mais la simple scarification, même sans résultat, serait suffisante.

Les cas de psoriasis vaccinal ne formeraient pas une catégorie à part, mais trouveraient logiquement leur place à côté des cas signalés, où le psoriasis s'est développé à la suite d'un traumatisme ou d'une éruption cutanée quelconque.

Ces cas de psoriasis, apparus pour la première fois à la suite d'un traumatisme autre que la vaccination, ne son.t pas très rares et nous en citerons quelques exemples.

Ainsi, à la Société berlinoise de Dermatologie, Lassar présenta, le 5 mars 1895, un cas de psoriasis survenu après le tatouage. Le malade, homme intelligent, affirmait qu'avant ce tatouage, il n'avait jamais eu le moindre exanthème cutané. Et, à ce moment, on voyait aux deux bras, sur les points tatoués, un psoriasis ayant de la tendance à s'étendre. Hébra, en 1878, avait déjà observé un cas tout à fait semblable.

Hénoch a signalé l'aparition du psoriasis chez les enfants à la suite du percement de l'oreille.

Wutzdorff rapporte le cas d'un homme de 30 ans, dont le genou avait été pincé entre deux chaises, et qui soigna cette plaie d'abord avec de l'arnica, plus tard avec de la teinture d'iode. Des plaques de psoriasis se montrèrent aux points badigeonnés et peu après se déclara une éruption généralisée de cette maladie de peau.

Rebeyrand et Lombard, en 1896, citent l'observation d'un malade de 47 ans atteint de zona depuis six mois, qui présenta une éruption généralisée avec prédominance aux points d'élection, mais sur les plaques de zona en voie de cicatrisation apparurent des squames et des placards psoriasiques.

Dans cinq observations d'Augagneur, citées dans la thèse de Mourier (1891), le psoriasis s'est greffé sur un eczéma en voie de guérison, et les premiers éléments sont apparus, non pas aux points d'élection du psoriasis, mais sur les régions où existaient encore quelques croutelles d'eczéma, ou une simple cicatrice.

Haliopeau et Roy ont présenté à la Société de Dermatologie, le 15 juillet 1905, un ancien syphilitique entré pour psoriasis généralisé, et un grand nombre de plaques squameuses étaient situées à la périphérie des cicatrices arrondies et en suivaient très régulièrement les contours.

Le cas de Destot lui-même ne serait pas un exemple d'inoculation, mais simplement un cas de plus de psoriasis, développé à la suite d'un traumatisme, chez un sujet nerveux, certainement prédisposé, puisqu'il présenta, dans la suite, une autre poussée de psoriasis, sous l'influence de l'irritation cutanée déterminée par le frottement du pantalon au niveau de l'ombilic.

Enfin, la localisation habituelle aux coudes et aux genoux serait due précisément aux traumatismes répétés et aux frottements auxquels sont surtout soumises ces régions du corps.

En résumé, le psoriasis vaccinal est logiquement placé à côté de ces cas divers de psoriasis développés à la suite d'un traumatisme ou d'une irritation quelconque de la peau. Et malgré le manque de précision de la théorie nerveuse, on conçoit mieux dans ces cas particuliers l'action du traumatisme comme cause déterminante de l'éclosion d'un psoriasis en une région et chez un sujet en imminence de cette dermatose, que l'interprétation donnée par les partisans de la théorie parasitaire, affirmant que le traumatisme est un appel pour l'affection, « parce qu'il crée à son niveau, un milieu de culture favorable pour les germes pathogènes ». Mais si cette prédisposition cutanée et nerveuse explique bien l'apparition de la lésion, au point traumatisé, elle explique bien moins sa généralisation consécutive; à moins d'admettre

que l'apparition de l'éruption agirait, par contre-coup,
sur le système nerveux, dont l'irritabilité serait exagérée
à tel point que, dans certains cas, comme dans les expériences de Kœbner et de Jeanselme, on peut faire naître
des plaques de psoriasis en des points choisis à son gré,
par exemple sur le trajet de lignes tracées par une
aiguille.

La fréquence des récidives s'expliquerait facilement
aussi avec la théorie nerveuse, puisque seule la manifes-
tation extérieure serait guérie en apparence et que le
trouble nerveux persisterait, ainsi que la prédisposition
cutanée. Il n'y aurait alors qu'une différence très minime
entre la première atteinte de psoriasis et les récidives;
et dans notre cas particulier, on pourrait placer, à côté
du psoriasis vaccinal primitif, tous les cas de psoriasis
vaccinal secondaire, c'est-à-dire survenus chez des sujets
ayant eu autrefois déjà une atteinte de cette dermatose.
Du reste, il est très peu scientifique d'affirmer qu'un
sujet présente sa première atteinte de psoriasis, puisque, nous dit Lassar « un psoriasique porte quelquefois
sur son corps les traces de sa maladie sans s'en douter »,
et qu'il est très difficile de s'assurer que le sujet n'a
jamais été atteint de cette affection.

Dans son article sur le psoriasis, dans la *Pratique Dermatologique*, M. Audry dit même que « dans l'immense
majorité des cas, les véritables accidents du début pas-
sent complètement inaperçus et demeurent dissimulés
pendant plusieurs années. De fait, quand on interroge
un psoriasique, on lui fait souvent avouer que depuis
quelques années il présentait quelques boutons sans
importance ».

Les observations de psoriasis vaccinal secondaire publiées jusqu'ici sont peu nombreuses, mais les cas de ce genre doivent être assez communément observés, car les dermatologistes citent souvent la vaccination à la suite des irritations ou des traumatismes susceptibles de réveiller ou d'aggraver le psoriasis.

Dans un cas publié par Dore dans *The British medical Journal of Dermatology*, 1902, la vaccination fit réapparaître un psoriasis qui était guéri depuis sept ans, sans laisser de traces; le début se fit une semaine après l'inoculation vaccinale, aux points mêmes de cette inoculation.

Gerson présenta à la Société de Dermatologie de Berlin, en 1902, une fillette de 11 ans, chez laquelle, six semaines après la vaccination, on vit apparaître des plaques de psoriasis au niveau des points vaccinés; elle avait eu, deux ans auparavant, quelques placards de psoriasis sur le cuir chevelu.

Dans d'autres cas, il ne s'agit pas d'une réapparition du psoriasis par la vaccination, mais simplement d'une aggravation ou d'une poussée plus aiguë de cette dermatose existante.

Ainsi, Bruhns présenta à la Société de Dermatologie de Berlin, le 6 février 1900, une fillette de 12 ans, qui, depuis l'âge de six mois, était atteinte de psoriasis et chez laquelle il se développa au niveau des pustules vaccinales des efflorescences psoriasiques.

De Beurmann présenta également à la Société de Dermatologie française, en janvier 1904, un enfant de 12 ans, dont le psoriasis débuta à l'âge de 5 ans, à la suite d'une frayeur; il fut vacciné en 1902 sans succès, revacciné sans résultat en novembre 1903, mais cette fois, apparurent trois placards de psoriasis.

Et comme à cette même séance, De Beurmann affirmait, d'après des expériences faites sur son malade, que l'irritation cutanée simple n'éveille pas sur la peau des réactions psoriasiformes et que le vaccin paraissait l'élément nécessaire de la réussite de l'inoculation, Barthélemy fit justement observer qu'il ne s'agissait ici que « de la réaction psoriasique de la peau, en face du traumatisme vaccinal, comme en face de tout autre traumatisme ».

Cette influence de l'irritation de la peau dans le réveil et dans la localisation d'un psoriasis ancien, plus ou moins éteint, et à plus forte raison, d'un psoriasis en pleine poussée aiguë, a été, en effet, observée depuis longtemps et souvent. Nous citerons comme principaux exemples, les cas d'un malade de Jeanselme chez lequel « la moindre sollicitation traumatique faisait naître sur place un placard de psoriasis (pointes de feu, frottements ou pressions prolongées), et de deux malades de Hallopeau, dont l'un ayant subi l'application de pointes de feu aux deux sommets, présenta des éléments psoriasiques au niveau de chaque cicatrice, et dont l'autre, porteur aux Halles, avait comme « des bretelles psoriasiques ».

En un mot, le psoriasis, après la vaccination, paraît tout à fait comparable au psoriasis survenant après un traumatisme quelconque; et la théorie nerveuse, aidée de la théorie de l'anomalie congénitale de l'épiderme, est celle qui s'accommode le mieux de l'existence d'un traumatisme comme cause déterminante de l'affection, et qui explique le mieux son action.

Mais, comme le dit M. Audry, « la théorie nerveuse manque de précision et ne fait, en somme, que reculer le problème; on doit encore se demander quelle est la cause des troubles nerveux, et par suite, il faut en revenir à la discussion de l'hérédité nerveuse et de la dyscrasie originelle, etc., de sorte qu'on n'est pas beaucoup plus avancé qu'auparavant ».

Le psoriasis vaccinal et la théorie diathésique.

La théorie diathésique du psoriasis est certainement celle qui a compté le plus de partisans en France, mais comme la diathèse, qu'Hébra appelle irrévérencieusement « la vieille marotte française », est plutôt un mot fort vague, dont le sens a déjà changé bien souvent, la théorie a subi les fluctuations du mot.

Pour les uns, le terme diathèse désignait autrefois une modification hypothétique dans partie ou totalité de l'organisme, pour d'autres, la diathèse était confondue avec la prédisposition latente à telle ou telle affection.

Hardy, en 1858, considérait le psoriasis comme une expression particulière de la même diathèse qui engendre l'eczéma, le pityriasis, et qui constitue le vice dartreux.

Bazin, en 1862, et Aquarone, en 1865, rattachaient le psoriasis aux diathèses arthritique et herpétique.

Guibout, en 1878, reconnaissait plusieurs variétés de psoriasis et l'une d'elles aurait été symptomatique de l'arthritis de Bazin.

Robin considère le psoriasis comme le retentissement

cutané de troubles dans les fonctions gastriques et en particulier de fermentations.

Enfin, actuellement, pour expliquer la pathogénie d'un grand nombre de dermatoses et notamment de l'eczéma et du psoriasis, M. Gaucher essaie de rajeunir l'ancienne théorie des diathèses, avec les données de la chimie biologique. Pour lui, qui dit diathèse, dit altération humorale, d'ordre chimique, et plus exactement, auto-intoxication chronique par les matières extractives azotées.

Le principal argument donné par les partisans de la théorie diathésique du psoriasis, est que cette affection possède tous les caractères des diathèses : ténacité, accroissement progressif, généralisation, fixité des formes, diversité de siège, récidivité, absence de contagion, guérison sans cicatrices, hérédité fréquente, et surtout existence de métastases.

On ajoute actuellement à ces caractères cliniques les résultats fournis par les recherches bio-chimiques, établissant constamment, dans le psoriasis comme dans l'eczéma, deux relations liées intimement : viciation de la nutrition et insuffisance de l'élimination.

En 1904, MM. Gaucher et Desmoulière font paraître un premier travail sur les troubles de la nutrition dans les dermatoses chroniques et concluent ainsi : « L'élimination urinaire montre que les perturbations nutritives sont sensiblement les mêmes dans l'eczéma et dans le psoriasis: l'abaissement constant du rapport azoturique apparaît comme le fait le plus saillant; élaboration incomplète des matières azotées; hyperacidité, urobilinurie, fortes proportions de chlorures, par rapport au résidu total ».

4 RL

En 1904 également, G. Verotti conclut de ses recherches que deux facteurs interviennent dans le psoriasis en proportion variable, suivant la forme et l'intensité des lésions : l'acidémie et l'insuffisance des fonctions des reins.

En mars 1905, Gaucher et Desmoulière confirment les résultats de leur premier travail et font remarquer que la guérison des poussées psoriasiques coïncide toujours avec une élimination abondante de chlorure de sodium, substance qui favorise la dyalise.

En décembre 1905, François Dainville présente sa thèse, rédigée sous la direction de Gaucher, sur « les troubles de la nutrition et de l'élimination urinaire dans les dermatoses diathésiques ».

Ses résultats sont les suivants :

Quantité d'urine augmentée; urée au-dessous de la normale dans moitié des cas; acide urique en quantité supérieure à la normale, azote total diminué; élimination du bleu de méthylène anormale; la toxicité urinaire faible au début des poussées de psoriasis augmente à la fin de ces poussées et se rapproche de la normale.

Mais, de leur côté, Desgrez et Ayrignac, puis Brocq et Ayrignac firent des recherches semblables et arrivèrent à des résultats différents; leurs conclusions étaient les suivantes :

a) L'étude des divers coefficients urologiques ne permet pas d'établir une formule urinaire caractéristique du psoriasis;

b) Les sujets atteints de psoriasis ont cependant une certaine déviation nutritive, mais elle peut varier avec les sujets.

Ces auteurs ajoutent avec beaucoup de justesse : « à mesure que nous avons approfondi cette question, nous l'avons trouvée de plus en plus complexe et hérissée de causes d'erreur, à tel point que le moindre changement d'alimentation du malade, par exemple, modifie les résultats d'analyse, d'une façon très appréciable ».

Du reste, pour interroger le fonctionnement d'un organisme, une seule méthode d'examen et de simples formules urinaires de cet organisme sont insuffisantes; il faudrait, en même temps, étudier le sang, et analyser les déchets intestinaux et les éliminations cutanées et pulmonaires.

Or, ces dernières méthodes d'examen, ou bien n'ont pas été faites, ou bien n'ont pas donné de résultats. L'examen du sang, notamment, entrepris par Zeleneff, en 1893, par Quinquaud, Bouffé, Canon, Hallopeau et Leredde n'a pas fourni de résultat net, sauf, peut-être, une éosinophilie légère et inconstante.

En résumé, sans critiquer point par point la théorie diathésique, nous dirons que cette conception de diathèse est encore fort vague; et la base scientifique qu'on essaie de lui donner actuellement, en s'aidant de la chimie biologique, repose sur des matériaux trop peu nombreux et trop fragiles pour en imposer l'existence comme entité bien définie. Contentons-nous de voir rapidement si nos cas de psoriasis vaccinal trouvent une explication satisfaisante dans cette théorie.

Lorsque la vaccination est suivie d'un résultat positif, on peut admettre, à la rigueur, que l'infection générale de l'organisme et le travail intime d'immunisation qui se produit, impriment à la nutrition une modification assez importante, pour causer la formation de produits toxiques, qui seraient la cause de l'affection. Il en serait de même pour les cas où l'on a vu le psoriasis survenir ou récidiver à l'occasion d'une infection quelconque, notamment au cours de la blennorrhagie (Balzer) ou à la suite d'injections de sérum antidiphtérique (De Beurmann, Brodier).

Mais cette théorie diathésique n'expliquerait absolument pas l'apparition d'un psoriasis après une vaccination sans résultat, où le traumatisme a été si insignifiant qu'il n'a pu avoir aucune répercussion sur l'organisme.

Pour la théorie diathésique, comme pour les autres théories pathogéniques, l'étude du psoriasis vaccinal ne nous permet donc pas d'arriver à une conclusion nette, sinon que chacune de ces théories semble avoir une part de vérité et que pour contracter le psoriasis, il paraît nécessaire d'y être prédisposé par hérédité et de se trouver dans des conditions favorables au développement de germes inconnus jusqu'ici. Cette prédisposition héréditaire pourrait consister « en une altération dyscrasique ou nerveuse, débilitant d'une manière continue ou paroxystique l'épiderme sans cesse en défaillance ».

———————

CHAPITRE IV

Évolution, pronostic et traitement.

Nous n'entreprendrons pas l'étude clinique du psoriasis vaccinal, qui est celle du psoriasis ordinaire classique. Nous remarquerons seulement que la date de son début, après la vaccination, est très variable, et oscille entre trois jours et trois semaines. Habituellement, et dans nos cas personnels notamment, le début s'est fait de dix à quinze jours après la vaccination.

La durée de l'affection est celle d'une première poussée de psoriasis ordinaire; il est probable qu'ultérieurement, les récidives sont aussi fréquentes, mais il est impossible de l'affirmer, car, jusqu'ici, les malades n'ont pas été suivis pendant un temps assez long.

Quant au traitement, c'est aussi celui du psoriasis classique. Indiquons seulement, que lorsqu'on traite le psoriasis, dès l'apparition des premiers éléments, on a beaucoup de chance, ainsi que l'a observé M. le professeur Nicolas, d'arrêter son évolution et d'empêcher sa généralisation. Or, il est rare, pour les cas ordinaires, que

le malade remarque son affection ou se fasse soigner
tout à fait au début, et c'est sûrement dans les cas de
psoriasis vaccinal, où l'attention est attirée sur l'évolution du vaccin, que l'on pourra surprendre le psoriasis
dès son apparition.

_____

le malade remarque son affection ou se fasse soigner
tout à fait au début, et c'est sûrement dans les cas de
psoriasis vaccinal, où l'attention est attirée sur l'évolution du vaccin, que l'on pourra surprendre le psoriasis
dès son apparition.

CONCLUSIONS

I. L'affection cutanée papulo-squameuse, survenant
après la vaccination, avec début ordinaire aux
points d'inoculation et généralisation consécutive,
décrite sous le nom de psoriasis vaccinal, est du
psoriasis vrai.

II. Dans ses rapports avec la vaccination, le psoriasis
peut : ou bien apparaître pour la première fois
après une vaccination, ou bien récidiver à cette
occasion, ou bien simplement subir, par ce fait,
une poussée aiguë et une aggravation; les premiers cas seuls sont compris dans le psoriasis vaccinal.

III. Le psoriasis vaccinal nous paraît devoir prendre
place à côté des cas assez nombreux où le psoriasis est survenu à la suite d'un traumatisme,
même léger : tatouage, pointes de feu, cicatrices
d'eczéma, injection de sérum, etc.

IV. Le psoriasis vaccinal n'est pas une preuve de la
contagion du psoriasis, ni un argument de grande
valeur en faveur de la théorie parasitaire; en tous
cas, son étude nous permet d'éliminer la possibilité d'une contagion par le vaccin ou par les instruments.

V. Le psoriasis vaccinal est difficile à comprendre en
admettant la théorie diathésique; car le léger
traumatisme qui le précède n'est pas suffisant
pour déterminer un trouble dans la nutrition du
sujet, trouble qui serait, d'après cette théorie, la
cause directe de l'affection.

VI. Le psoriasis vaccinal cadrerait mieux avec la théorie nerveuse qui admet l'existence d'une altération nerveuse héréditaire, coexistant avec une
anomalie congénitale de l'épiderme; et pour laquelle, le traumatisme, même léger, serait ordinairement la cause déterminante du psoriasis.

BIBLIOGRAPHIE

AUDRY. — Article « Psoriasis », dans « La Pratique Dermatologique »,
  de Brocq et Jacquet.
—   Psoriasis après un choc moral (Annales de Dermatologie,
  Avril 1900).

BALZER. — Poussée de psoriasis à l'occasion d'une blennorrhagie
  (Annales de Dermatologie 1906).

BERNAY ET PIÉRY.— Pathogénie du psoriasis (Presse méd. 1906, p. 521).

DE BEURMANN. — Psoriasis vaccinal secondaire (Annales de Dermatologie 1901, 7 Janvier).

DE BEURMANN ET RAMOND. — Psoriasis consécutif à une injection de
  sérum antidiphtérique (Annales de Dermatologie 1903).

BOURDILLON. — Psoriasis et arthropathies (thèse de Paris 1888).

BROCQ ET AYRIGNAC. — L'urine des psoriasiques (Annales de Dermatologie, Mars 1906).

BRUHNS. — Psoriasis vaccinal secondaire (Berliner Dermatologische
  Gesellschaft, Février 1900).

CADÉAC. — Pathologie interne des animaux domestiques. Du psoriasis, t. VII p. 199.

CHAMBARD.— Psoriasis vaccinal (Ann. de Dermatologie 1885, p. 199.
—   Art. Psoriasis. Dictionnaire encyclopédique des sciences
  médicales, t. XXVII, p. 751.

COLCOTT FOX. — The complications of vaccination (The British
  medical Journal, 5 juillet 1902).

DESCREZ ET AYRIGNAC. — Etude de la nutrition dans les dermatoses
  (Journal de physiologie et de pathologie générale, Janv. 1905).

DESTOT. — Transmission du psoriasis par inoculation (Province
  médicale, 8 Juin 1889, et Lyon Médical, 1895).

DORE. — Psoriasis vaccinal (The British Journal of Dermatology
  Society Intelligence, 9 Juillet 1902).

DUCREY. — Sulla voluta contagiosita della psoriasi (Giorn. ital. de
  malatt. ven. ed pelle, 1887. C. R. in An. de Derm. 1888).

FAYARD. — Parasitisme et psoriasis (Prov. Méd. 1889).

François Dainville. — Des troubles de la nutrition et de l'élimination urinaire dans les dermatoses diathésiques (Th. Paris 1905.)

Gaskoin. — On the relat. of psor. with. nerve disordes (The British medical Journal, Avril 1873).

Gaucher et Desmoulières. — Des troubles de la nutrition et de l'élimination urinaire dans le psoriasis (Journal de physiologie et de pathologie générale, Mars 1905, p. 316).

Gerson. — Psoriasis vaccinal secondaire (Berliner Dermatologische Gesellschaft, Juillet 1902).

Gineste. — Accidents consécutifs à la vaccination (Th. Bordeaux, 1906.)

Grobelny. — Psoriasis nach Impfung (Dermatologische Zeitschrift Rostoke) Dissertationen, 1906).

Hamel A. — Etude étiologique sur le psoriasis (Thèse Paris 1907).

Hallopeau. — Sur une localisation du psoriasis au niveau des macules consécutives à l'application de pointes de feu (An. de Derm. 1899.

Hallopeau et Gaston. — Sur un nouvel exemple de psoriasis consécutif à la vaccination (Bulletin de la Soc. franç. de Derm. et de Syph., Avril 1907.

Hallopeau et Gasne. — Cas de psoriasis avec localisations suivant des sphères de distribution nerveuse (An. de Derm., 1897).

Hallopeau et Roy. — Psoriasis autour de cicatrices de syphilis (An. de Derm., 1905).

Hebra. — Lerbruch der Hautkranheiten (Art. psoriasis, 1877).

Jeanselme. — Du rôle des irritations cutanées dans la topographie du psoriasis (An. de Derm. et de Syph., 1903).

Klamann. — Psoriasis après la vaccination (Jahrbüch. f. Kinderheilkunde, 1879, p. 371).

Köbner. — Zur Etiologie der psoriasis (Arch. f. Derm. 1876, VII, p. 659.

Kuznitzky. — Psor. unilat. und die theor. uber Etiologie der psoriasis (Monat. f. prakt. Dermat. XVIII, Band 1896).
   — Etiologie und Pathogenese der Psoriasis (Arch. f. Dermat. und Syphilis Band XXVIII, p. 403).

Lassar. — Psoriasis après tatouage (Société berlinoise de Dermatologie, 5 mars 1893. C. R. dans Annales de Derm. 1895).

Leredde. — Etude du sang des psoriasiques au point de vue des cellules éosinophiles (An. de Derm. 1897).
   — Le rôle du système nerveux dans les dermatoses (Arch. génér. de méd., mars et avril 1899).

MALCOM MORRIS. — The complications of vaccination (The British medical Journal 1890).

MOULINET. — Rapports de la vaccine et de certaines affections de la peau (Thèse Paris 1881).

MOURIER. — Rapports du psoriasis et de l'eczéma (Thèse de Lyon 1893).

NICOLAS ET FAVRE. — Deux cas de psoriasis vaccinal (Lyon Médical, mai 1907).

PERROT. — De la nature parasitaire du psoriasis (Thèse Lyon, janvier 1900).

PIFFART. — Psoriasis vaccinal (Journal of cutaneous and venereal diseases, janvier 1883).

RADCLIFFE-CROCKER. — Psoriasis vaccinal (The British medical Journal of Dermatology 1902).

REBEYRAND ET LOMBARD. — Psoriasis et Zona (Progrès médical 1896).

REMLINGER. — Les microbes de la peau humaine (Médecine moderne, 22, 25, 29 avril 1896).

RIOBLANC. — Sur un cas de psoriasis vaccinal (An. de Derm. 1893, p. 880).

ROUÉ. — Deux cas de psoriasis vaccinal (The British medical Journal of Dermatology 1902).

SACQUÉPÉE. — Etude sur la flore bactérienne du vaccin (Thèse de Lyon 1896).

TESTUT. — De la symétrie dans les affections de la peau (Thèse de Paris 1876).

TOMMASSOLI. — Sulla transmis. d. psorias. nel coniglio (Gaz. de Osp. 1880).

TORTELLIER. — Contribution à l'étude de l'étiologie du psoriasis (Thèse de Paris 1894).

TRUFFI. — Contributo alla casistica delle affezioni cutanee psoriasiformi post-vaccinali (Gazetta medica di Torino 1899, n° 20).

VEROTTI. — Nuovo contributo urolozico alla pathogenesi delle psoriasi (Giornale internazionale della scienze mediche 1904).

VIGNAL. — Psoriasis vaccinal (Thèse de Lyon 1897).

WOOD. — Psoriasis et autres maladies associées à la vaccination (Journal of cutaneous diseases, mars 1883, p. 161.

WÜTZDORFF. — Beitrag zur Etiologie der psor. vulgaris (Vierteljahr für Derm. und Syph. 1876).

ZELENEW. — Etat du sang dans le psoriasis (An. de Derm. 1893).

TABLE DES MATIÈRES

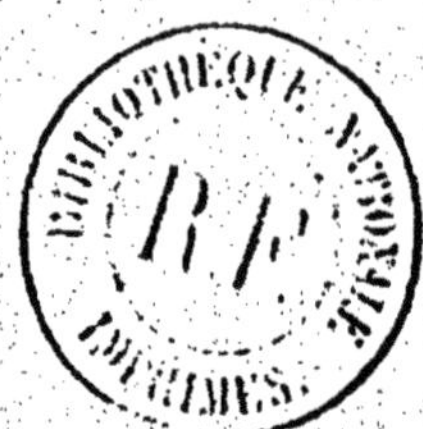

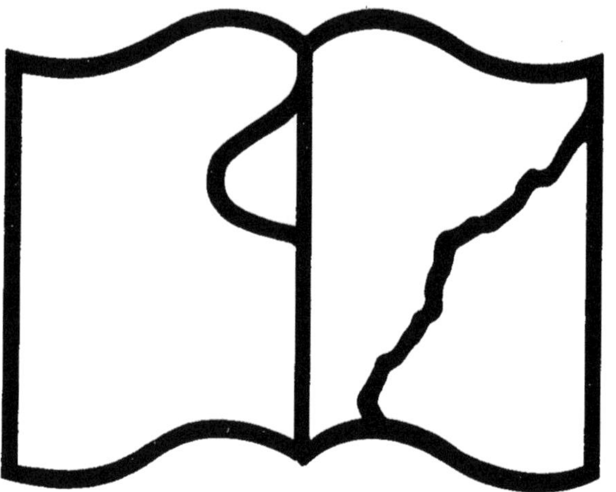

Texte détérioré — reliure défectueuse

NF Z 43-120-11